远离子宫颈癌

乔友林 编 著

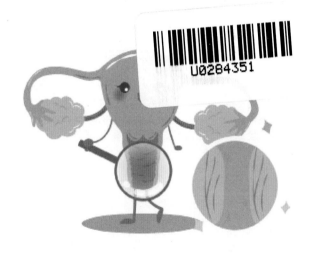

U0284351

人民卫生出版社
·北京·

图书在版编目（CIP）数据

远离子宫颈癌 / 乔友林编著. —北京：人民卫生出版社，2023.1

ISBN 978-7-117-33819-6

Ⅰ.①远… Ⅱ.①乔… Ⅲ.①子宫颈疾病－癌－防治 Ⅳ.①R737.33

中国版本图书馆 CIP 数据核字（2022）第 194883 号

| 人卫智网 | www.ipmph.com | 医学教育、学术、考试、健康，购书智慧智能综合服务平台 |
| 人卫官网 | www.pmph.com | 人卫官方资讯发布平台 |

远离子宫颈癌
Yuanli Zigongjing'ai

编　　著：乔友林
出版发行：人民卫生出版社（中继线 010-59780011）
地　　址：北京市朝阳区潘家园南里 19 号
邮　　编：100021
E - mail：pmph @ pmph.com
购书热线：010-59787592　010-59787584　010-65264830
印　　刷：北京盛通印刷股份有限公司
经　　销：新华书店
开　　本：787×1092　1/32　印张：2
字　　数：41 千字
版　　次：2023 年 1 月第 1 版
印　　次：2023 年 1 月第 1 次印刷
标准书号：ISBN 978-7-117-33819-6
定　　价：29.00 元

打击盗版举报电话：010-59787491　E-mail：WQ @ pmph.com
质量问题联系电话：010-59787234　E-mail：zhiliang @ pmph.com
数字融合服务电话：4001118166　E-mail：zengzhi @ pmph.com

前言

　　众所周知，恶性肿瘤已成为威胁人类生命健康的首要敌人。基于我国肿瘤防治的严峻形势，普及肿瘤防治知识，对于提高普通大众防癌意识，科学理解肿瘤预防和诊治，最终降低肿瘤发病率，提高治愈率，具有极其重要的意义。

　　子宫颈癌，俗称宫颈癌，是发病率最高的女性生殖道恶性肿瘤，已成为威胁我国女性健康的常见恶性肿瘤之一。据世界卫生组织（WHO）发布的数据显示，2020 年我国子宫颈癌新发病例 11 万人，因子宫颈癌死亡人数约 6 万人，严重威胁女性的生命健康。子宫颈癌是目前唯一一种病因明确、三级预防手段完备的癌症。基于此，2018 年 WHO 发出"全球消除子宫颈癌"的行动号召，同时于 2020 年颁布了包括中国在内194 个成员国共同承诺的"加速消除子宫颈癌全球战略"，以引起各国对子宫颈癌防控的关注。我国近十几年，在疫苗研发、筛查技术以及早期子宫颈癌及癌前病变的治疗技术方面开展了大量且富有成效的工作，已经具备消除子宫颈癌的技术手段，但与 WHO 2030 年消除子宫颈癌阶段性目标相比，仍然存在巨大的差距。

　　同时，针对目标人群而言，如何选择适合的人乳头瘤病毒（HPV）疫苗？去哪里进行预约和接种？HPV 疫苗接种的注意事项是什么？如何参加政府组织的子宫颈癌免费筛查？多久筛查一次？筛查结果异常后该怎么办？诸如此类的问题依然困扰着千千万万的女性。这些问题影响了不同地区子宫颈癌防控工作的实施与推广。

针对上述问题，本书基于现阶段子宫颈癌防控领域的最新进展，系统梳理了子宫颈癌的疾病负担、HPV 疫苗、子宫颈癌筛查及治疗等三级预防的防控知识，希望为广大女性提供内容通俗易懂的保健知识读本。由于时间仓促和编者水平有限，在编写过程中难免存在不妥及疏漏之处，敬请广大读者批评指正。

乔友林

2023 年 1 月

目 录

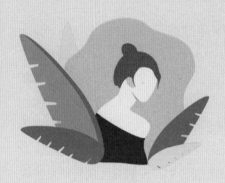

第一讲　子宫颈癌概述

子宫颈癌是指原发于子宫颈部位的恶性肿瘤，是最常见的妇科恶性肿瘤，可以向周围组织、器官直接扩散和／或发生远处转移，如肺转移、肝转移等。从病理类型来分，80%～90%的子宫颈癌为鳞癌，10%～15% 为腺癌，3%～5% 为腺鳞癌，还有一些较少见的类型，如宫颈小细胞癌等。

一、子宫颈癌的流行现状

据世界卫生组织 / 国际癌症研究机构（World Health Organization/International Agency for Research on Cancer，WHO/IARC）最新数据显示，2020 年全球范围内子宫颈癌新发病例约为 60 万例，约占所有女性癌症的 6.5%，死亡病例约为 34 万例，占所有女性癌症死亡的 7.7%。子宫颈癌已经成为全球继乳腺癌、直肠癌和肺癌之后女性第四位高发癌症。此外，全球约 88.1% 的新发病例和 91.4% 的死亡病例均发生在中低收入国家。同时，据 IARC 数据显示，2020 年我国子宫颈癌新发病例数约 11 万，占全球新发病例的 18.2%，死亡病例约为 6 万例，占全球死亡病例的 17.3%。

我国自 20 世纪 50 年代末期就积极开展子宫颈癌防治工作。通过不断努力，我国子宫颈癌患病率大幅下降，且呈现早期子宫颈癌检出率增高、晚期子宫颈癌比例下降的趋势，防控措施取得一定成效。

近 20 年来，我国子宫颈癌的发病率和死亡率仍呈现不同程度的上升趋势。据我国 2003—2010 年肿瘤登记数据显示，子宫颈癌发病率增加了 157.9%，死亡率增加了 116.7%，2010—2016 年，发病率由 9.8/10 万上升至 12.3/10 万，死亡率由 2.6/10 万上升至 3.5/10 万。

从地域来看，我国子宫颈癌的发病和死亡分布具有明显的地域差异。2016 年我国农村地区的标化发病率以及死亡率均高于城市地区，中部地区的标化发病率与死亡率最高，其次为西部地区，东部地区最低。

从年龄分布来看，25 岁之前的子宫颈癌发病率处于较低水平，自 25 岁以后快速上升，在 45 岁达到高峰，之后逐渐下降。子宫颈癌死亡率在 30 岁以前处于较低水平，30 岁以后迅速上升，且随年龄增长逐渐升高，在 85 岁及以上达到高峰。

二、子宫颈癌的病因

子宫颈癌的主要病因是高危型人乳头瘤病毒（human papilloma virus，HPV）的持续性感染。此外，不良的生活习惯如吸烟、过早性生活及多个性伴侣、妊娠相关危险因素以及免疫功能缺陷等也会增加子宫颈癌的患病风险。

人乳头瘤病毒

英文：Human Papilloma Virus

简称：HPV

（一）HPV 感染

1. HPV 种类

HPV 是一种广泛存在于自然界中的环状双链的 DNA 病毒，外面有衣壳蛋白保护。目前发现有 200 多种 HPV 型别，其中约 50 种与女性生殖道感染相关，20 余种与女性生殖道肿瘤相关。

1974 年德国学者 Zur Hausen 首先提出了 HPV 与子宫颈癌有相关性的假设，随后大量研究证实了高危型 HPV 持续感染是子宫颈癌发生的主要原因。他的发现使得子宫颈癌成为迄今为止病因最为明确的癌症，奠定了人类在癌症研究领域的基石，Zur Hausen 因此获得 2008 年诺贝尔生理学或医学奖。

根据致癌性的强弱，通常将 HPV 分为高危型和低危型。高危型 HPV 确认具有致癌性，包括 16、18、31、33、35、39、45、51、52、56、58、59、66、68 共 14 个型别。低危型 HPV 通常不会直接引起癌症的发生，但与肛门 - 生殖器疣及低级别外阴、阴道、子宫颈病变相关，常见型别包括 6 和 11。根据一项跨越五大洲、纳入 100 万人群的研究分析，HPV 在普通人群中的感染率约为 11.7%，国内成年女性人群 HPV 的感染率在 12% 左右。

2. HPV 传播途径

HPV 最主要的传播途径是性接触传播，通过皮肤黏膜的直接接触也可传播。携带 HPV 的手接触外阴、阴道会增加感染风险，被 HPV 污染的内裤、卫生用品也会传播 HPV。其次，某些不安全性行为，如过早性行为、多个性伴侣、口腔生殖器接触（口交）以及感染其他性传播疾病均会增加感染 HPV 的风险。

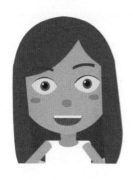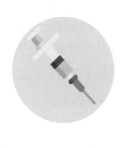

3. HPV 感染与子宫颈癌的关系

感染了 HPV 不一定会得子宫颈癌，但患子宫颈癌主要是高危型 HPV 持续性感染导致的。80% 的女性在一生中有感染 HPV 的风险，性活跃期的年轻女性尤为常见，而其中 85%～90% 的 HPV 感染可在 6～18 个月内靠自身免疫功能自行清除，即一过性感染；只有 10%～15% 的 HPV 感染持续存在，更少一部分将进展为子宫颈癌前病变，甚至子宫颈癌。

HPV 感染后能否被清除与妇女年龄及自身的免疫力等

因素息息相关。年龄越大者清除 HPV 所需的时间越长。此外，在免疫抑制人群中，如感染人类免疫缺陷病毒（human immunodeficiency virus，HIV）者、器官移植者等，HPV 感染率较高，且清除率明显降低，子宫颈癌前病变和子宫颈癌的患病风险也高于普通人群。

综上，单纯的 HPV 感染并不可怕，只有高危型 HPV 持续及反复感染才有可能引发子宫颈癌前病变进而进展为子宫颈癌。同时，应该提倡正确使用避孕套，其对 HPV 的交叉感染有较好的预防效果。此外，良好的精神面貌、乐观的生活态度、规律的生活方式和正确的社交关系，在预防 HPV 感染方面发挥着重要作用。

（二）子宫颈癌的其他危险因素

1. 生物学因素

感染衣原体、梅毒、滴虫、奈瑟菌和疱疹病毒（HSV-2）等的女性患子宫颈癌的危险性是未感染者的 1.5～2 倍。

2. 机体免疫状态

妇女机体免疫功能低下，如感染 HIV、曾接受器官移植、服用免疫抑制剂等，均会导致机体更容易感染 HPV，从而增加患子宫颈癌的风险。

3. 行为危险因素

（1）**过早性行为**：16 岁前有性行为的女性发生子宫颈癌的危险性比 20 岁后有性行为的女性高 1 倍，这是因为过早性行为使子宫颈感染 HPV 的暴露时间提前，从而增加子宫颈持续感染 HPV 的可能。

（2）**多孕、多产及多性伴侣**：HPV 阳性女性如有 > 7 次足月分娩史，其发生子宫颈癌的风险是未产女性的 4 倍，是有 1～2 次足月妊娠史女性的 2 倍；拥有超过 3 个性伴侣的女性患子宫颈癌的风险是无性伴侣女性的 2 倍。

（3）**吸烟**：吸烟者对 HPV 自我清除能力会有所降低。吸烟与子宫颈癌 HPV 感染有显著相关性，随着烟草暴露时间的增加，患子宫颈癌的危险性也会显著增加。

（4）**长期服用口服避孕药**：女性服用口服避孕药的时间增加，患子宫颈癌的危险性也会增加，如果服用口服避孕药的时间超过 5 年，患子宫颈癌的危险性比从未服用过口服避孕药女性增高 1 倍。

（5）**食物和饮食习惯**：子宫颈癌的发生和发展也受食物和饮食习惯的影响。病例对照研究和前瞻性研究结果表明，摄入富含 β - 胡萝卜素、维生素 A（又称视黄醇）、维生素 C、维生素 E 以及叶酸等食物的女性，患子宫颈癌前病变的风险会减少。

4. 社会因素

据统计，卫生条件差、女性社会地位低以及经济、文化程度低等因素均与子宫颈癌的发生密切相关。

女性防治子宫颈癌最大的障碍是经济水平较低。由于这些女性群体存在对子宫颈癌的防治知识缺乏认知、缺乏医疗保险、收入低等因素，使得子宫颈癌筛查参与率非常低。同时在经济水平较低的人群中，多产、早育、生殖道感染、营养缺乏等情况非常普遍，这些均是子宫颈癌的高危因素。

5. 家族聚集性

现阶段针对子宫颈癌的遗传易感性尚不明确，但既往临床实践发现同一家庭中出现多位子宫颈癌患者的情况，如妈妈和女儿、姐姐和妹妹、姥姥和外孙女均为子宫颈癌患者，这提示我们，遗传因素、不良生活习惯等因素可能在子宫颈癌的发生中起到一定作用。

三、子宫颈癌及癌前病变的发生发展进程

目前，常见的子宫颈病变的病理诊断名称及描述参考2020年《WHO女性生殖肿瘤分类（第5版）》，主要包括以下几类。

◇阴性／炎症。

◇低级别鳞状上皮内病变（low-grade squamous intraepithelial lesion，LSIL）：包括宫颈上皮内瘤样病变1级（cervical intraepithelial neoplasia，CIN）、HPV感染所致的湿疣病变。

◇高级别鳞状上皮内病变（high-grade squamous intraepithelial lesion，HSIL）：包括CIN2、CIN3以及旧命名的重度非典型增生和原位癌。

◇原位腺癌（adenocarcinoma in situ，AIS）。

◇浅表（早期或微小）浸润癌。

◇子宫浸润癌等。

其中癌前病变主要包括HSIL和AIS两类。

高危型HPV感染在引发浸润癌之前一般有较长的癌前病变期，主要可分为三个阶段：①性行为引起HPV感染；②不到10%的女性会持续高危型HPV感染，有些将发生轻度细胞学形态异常；③大约10%的高危型HPV持续感染或CIN1女性将进展为CIN2/CIN3或浸润性子宫颈癌。在进展为浸润癌之前的各个阶段呈现双向发展，可持续进展，也可逆转，如下图所示。

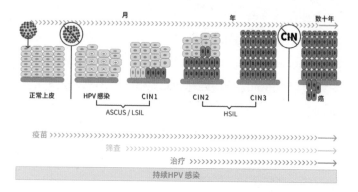

注：HPV，人乳头瘤病毒；CIN，宫颈上皮内瘤样病变；

ASCUS，无明确意义的非典型细胞的改变；

LSIL，低级别鳞状上皮内病变；HSIL，高级别鳞状上皮内病变。

子宫颈癌发生发展进程

四、子宫颈癌的症状

多数患者在子宫颈癌早期无显著症状。但随着病情进展，常可出现端倪。常见的症状如下。

1. 阴道不规则出血

一般是接触性出血，如性交造成的阴道出血，老年患者则为绝经后的阴道流血，出血量因肿瘤大小、侵犯血管的程度不同而有所差异。

2. 阴道分泌物增加

最初的分泌物可能是没有任何气味，带血性的、白色的、薄如水的液体。随着肿瘤的增长，肿瘤继发感染，出现坏死，阴道分泌物会不断增加，呈现混浊血液或淘米水样，并伴有恶臭味。

3. 疼痛

最初可能表现为性交痛，随着其他脏器被肿瘤侵犯，可能会出现坐骨神经痛，或腿部及下腹肿痛。

4. 全身症状

邻近组织和器官被肿瘤侵犯，会发生尿急、尿频、肛门坠胀感，或因坏死组织吸收或合并感染、肿瘤代谢而引起贫血、发热、变瘦，甚至是恶病质等全身衰竭症状。

五、子宫颈癌的临床分期

子宫颈癌的临床分期采用国际妇产科联盟（International Federation of Gynecology and Obstetrics，FIGO）子宫颈癌分期（2018 年）。具体分期如下。

1. Ⅰ期

肿瘤范围局限于宫颈（是否扩散至宫体不予考虑）。

Ⅰ A 期：镜下浸润癌，浸润深度 < 5 毫米。

Ⅰ A1 期：间质浸润深度 < 3 毫米。

Ⅰ A2 期：间质浸润深度 ≥ 3 毫米，最大径线 < 5 毫米。

Ⅰ B 期：病变局限于子宫颈，浸润深度 ≥ 5 毫米（病变范围大于 Ⅰ A 期）。

Ⅰ B1 期：间质浸润深度 ≥ 5 毫米，最大径线 < 2 厘米。

Ⅰ B2 期：病灶最大径线 ≥ 2 厘米且 < 4 厘米。

Ⅰ B3 期：病灶最大径线 ≥ 4 厘米。

2. Ⅱ期

病灶范围超出子宫，但未扩散至阴道下 1/3 或未达骨盆壁。

Ⅱ A 期：累及阴道上 2/3，无宫旁浸润。

Ⅱ A1 期：病灶最大径线 < 4 厘米。

Ⅱ A2 期：病灶最大径线 ≥ 4 厘米。

Ⅱ B 期：有宫旁浸润，但未达骨盆壁。

3. Ⅲ期

病灶累及阴道下 1/3 和 / 或扩散到骨盆壁和 / 或形成肾盂积水或肾无功能和 / 或累及腹主动脉旁淋巴结和盆腔。

Ⅲ A 期：病灶累及阴道下 1/3，未扩散到骨盆壁。

Ⅲ B 期：病灶扩散到骨盆壁和 / 或肾盂积水或肾无功能（除此以外明确为其他原因所致）。

Ⅲ C 期：病灶累及盆腔和 / 或腹主动脉旁淋巴结，无论肿瘤的大小与扩散范围（需注明是影像学或病理学证据）。

ⅢC1 期：仅累及盆腔淋巴结。

ⅢC2 期：腹主动脉旁淋巴结转移，宫旁浸润，但未达骨盆壁。

4. Ⅳ期

肿瘤侵犯膀胱或直肠黏膜（活检证实）和／或扩散超出真骨盆。

Ⅳ A 期：侵犯盆腔邻近器官。

Ⅳ B 期：转移至远处器官。

补充说明：如不能明确分期，应分为较低级别。

a：影像学和病理学在临床所有阶段都可用于补充肿瘤大小和扩散范围。

b：淋巴结脉管间隙浸润不改变分期，不再考虑肿瘤浸润宽度。

c：在ⅢC 期中添加 r（影像）和 p（病理）的注释，例如：如果影像学提示盆腔淋巴结转移，则划归为ⅢClr 期，如果证实经病理检查，则为ⅢClp 期。应填写影像和病理技术的类型。

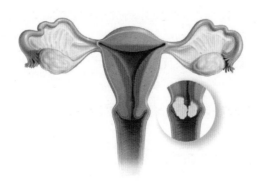

六、子宫颈癌检查

子宫颈病变的常规检查方法主要包括细胞学检查和 / 或 HPV 检测等。根据检查结果，决定是否进行阴道镜检查和宫颈组织病理学检查以进一步诊断是否存在宫颈病变，并明确其病变级别。

体格检查：检查全身浅表淋巴结，如腹股沟淋巴结等。

细胞学检查及 HPV 检测：通过取样器刷取宫颈部位的细胞，进行细胞学检查，查看是否有宫颈异常细胞；同一部位取样也可检测是否有 HPV 感染。

阴道镜检查：通过将窥阴器放入阴道来查看宫颈病变情况，如镜下发现异常，则会取一小块组织进行病理学检查。

病理学检查：将取下的宫颈部位异常组织，送往病理科进行诊断，这是确诊癌前病变和子宫颈癌的金标准。

膀胱镜或直肠镜：如果怀疑出现膀胱、直肠转移，需进行相关检查。

影像学检查：必要时，应进行阴道超声、核磁共振（MRI）、电子计算机断层扫描（CT）、X 线、PET-CT 等检查，以了解肿瘤大小、位置及是否转移。

七、子宫颈癌前病变及浸润癌的治疗

对于病理学诊断的 LSIL/CIN1 通常不需要治疗，建议 6 ~

12 个月复查细胞学检查和 HPV 检测，其中任一检查异常需转诊阴道镜。

针对癌前病变的治疗主要包括消融治疗（也称物理治疗）和切除性治疗。其中对于年轻尚未完成生育的 CIN2 及 CIN2-3 的鳞状上皮内病变可采用消融治疗；而组织学诊断为 CIN2 及以上病变和 AIS 均可采用宫颈切除性治疗，包括冷刀锥切、子宫颈环形电切术（Loop electrosurgical excision procedure，LEEP）、激光锥切等。

针对浸润癌的治疗方式主要包括手术治疗、放射治疗（放疗）、化学治疗（化疗）、靶向治疗和免疫治疗等。医生将根据患者的年龄、身体状况、肿瘤临床分期、病理类型、扩散转移情况以及患者对保留生育能力的个人意愿等因素，选择最适合的治疗方案。

一般而言，手术治疗适用于早期子宫颈癌或孤立复发病灶等情况，而放疗、化疗结合的方式适用于中晚期子宫颈癌。靶向治疗和免疫治疗是近年来治疗子宫颈癌的新方法。

1. 手术治疗

早期子宫颈癌最主要的治疗方式是手术，手术类型取决于病理类型、病灶大小、病灶位置、临床分期等。主要手术方式如下。

◇子宫颈锥切术：即锥形切除宫颈上的异常细胞，适合还未扩散的小型肿瘤，术后患者生育不受影响。手术工具包括手术刀、加热的钢圈或激光。

◇子宫颈切除术：只切除阴道下部和子宫颈，但是保留子宫体，适用于极早期子宫颈癌，可保留生育能力。

◇全子宫切除术（单纯子宫切除）：切除子宫和宫颈，但子宫旁边的韧带、宫骶韧带不会被切除，通常盆腔淋巴结也不会被清扫。因为子宫被完全切除所以没有办法保存生育能力。

◇根治性子宫切除术：是标准的子宫颈癌手术，将子宫、宫骶韧带、子宫旁韧带、阴道上半部分（约2.5厘米）、子宫颈、盆腔淋巴结一起切除。通过区分年龄、分期、组织类型，选择卵巢和输卵管的保留或切除。方式分为开腹手术和腹腔镜手术两种。

◇盆腔廓清术：用于复发性子宫颈癌的治疗，会把所有病变组织清除，根据癌症扩散位置，还可能切除膀胱、阴道、直肠和部分结肠，可行输尿管外置，肠外置手术。

子宫颈癌手术前后应谨遵医护人员的嘱咐，如禁止性生活、禁水、禁食等。

2. 放射治疗

绝大多数的子宫颈癌是鳞癌，其对放射线很敏感。通过体外和腔内放疗使宫颈局部达到合适剂量，杀死子宫颈癌细胞。

放疗包括根治性放疗和辅助放疗，被认为可以作为中晚期子宫颈癌的治疗方式，常见的放疗方式有近距离放疗和外照射放疗。近距离放疗是通过将放射源放到肿瘤附近或肿瘤内进行，适合早期子宫颈癌。外照射放疗则是通过体外机器进行放疗，通常与近距离放疗联合使用，以阻止晚期子宫颈癌复发。一般需要在一定时间内完成多次照射。

3. 化学治疗

通常，化疗联合放疗以对放疗起到增敏或协调作用。另外，针对有癌细胞扩散如淋巴结转移、远处器官转移的患者，也需要进行化疗。

常用的化疗药物有顺铂、卡铂、紫杉醇、氟尿嘧啶、拓扑替康、博来霉素。需要注意的是，化疗与放疗联合使用会明显增加不良反应。

4. 靶向治疗

目前，子宫颈癌的靶向治疗进展缓慢，因为子宫颈发展过程的关键致病基因突变尚不清楚。抗血管生成的靶向药物贝伐珠单抗是子宫颈癌使用的靶向药物，该药物用于阻断肿瘤新生血管的形成，主要用于晚期复发性子宫颈癌。通常贝伐珠单抗需要与化疗一起使用。不良反应包括高血压、皮疹、胃肠道症状。

5. 免疫治疗

免疫检查点抑制剂已被证实对复发的子宫颈癌有效，如PD-1 等。

八、子宫颈癌的术后监测以及护理

在子宫颈癌患者术后或放化疗后，患者应注意身体异常症状，保持良好的生活习惯，同时积极调整心态，遵医嘱定期复查。

1. 术后并发症的护理

出血、淋巴囊肿、尿潴留、静脉栓塞等均是常见的子宫颈癌术后并发症。

术后早期较严重的并发症是因感染导致的出血，需要尽快前往正规医院就诊和治疗。假如手术范围比较大，进行了较大范围的淋巴结清扫，则可能会导致淋巴液引流不畅，形成腹膜后淋巴囊肿，患者可能出现下肢水肿、下腹部不适、腰腿疼等症状，症状较轻时则无须特殊处理。

术后长期卧床易发生肌肉萎缩、坠积性肺炎等并发症。身体情况允许时要积极运动，减少卧床，也可在医生的指导下进行药物治疗。

晚期子宫颈癌可能会发生多器官转移，造成多器官衰竭，对治疗造成一定困难，所以务必注意观察，尽快就医诊断。

癌痛是晚期患者最常见的伴随性疾病，需通过规范化、全程化疼痛管理，使患者能及早得到诊治，最大程度地缓解疼痛。

2. 生活方式与饮食习惯

子宫颈癌的治疗比较耗费身体能量，所以在饮食上最好选择高热量、高蛋白食品，如牛奶、鱼肉、蛋类等。也可以选择一些提高免疫功能的食品，如香菇、蘑菇、黑木耳、胡萝卜等。

如果阴道长期和/或大量出血，适当补充含铁剂的药物纠正或预防贫血。

心理疏导很重要。为了让患者正确面对疾病，家人要鼓励患者，倾听患者的诉说。只有心理情绪积极，患者依从性才会变好。假如身体状况允许，务必要适当运动，使机体功能得到恢复。

3. 复查随访

经治疗的子宫颈癌患者，应遵医嘱进行定期复查。复查的项目包括妇科检查、宫颈细胞学检查、影像学检查及血液肿瘤标志物检查等。

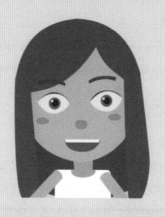

第二讲　子宫颈癌预防

子宫颈癌致病因素明确，是一种可以通过HPV疫苗接种、定期筛查及治疗从而实现有效预防的恶性肿瘤。

子宫颈癌的预防分为三级，具体如下。

◇一级预防是指对病因学的预防。通过采用有效措施，减少或消除各种致癌因素对人体产生的致癌作用。

◇二级预防是指利用筛查和早期诊断的方法，发现癌前病变患者或早期恶性肿瘤患者，及时干预、早期治疗，取得良好疗效。

◇三级预防是指在治疗恶性肿瘤时，设法预防复发和转移，防止并发症和后遗症。

一、一级预防

子宫颈癌主要致病因素是高危型 HPV 的持续感染。

子宫颈癌的一级预防包括以下内容：

◇ HPV 疫苗接种：接种 HPV 疫苗可预防 HPV 感染，特别是对于从未感染过 HPV 的女童。接种疫苗的女性可免于疫苗所覆盖型别的 HPV 感染，从而减少罹患子宫颈癌的风险。但接种 HPV 疫苗不能取代子宫颈癌筛查。

◇群众性科普宣教：普及对 HPV 及子宫颈病变的基本知识，既要避免"谈癌色变"所致的不必要的恐慌，又要重视致病的高危因素排查。

◇加强青少年性卫生咨询与健康教育，避免性生活紊乱。

◇重视对青年男女婚前健康检查与指导。

◇培养良好生活习惯，均衡膳食。

◇倡导加强身体锻炼，增强体质，加强机体的免疫力。

本节将对一级预防的主要策略——HPV 疫苗进行阐述。

（一）HPV 疫苗概述

目前全球上市的主要包括三种预防性 HPV 疫苗：针对HPV16、18 型的二价疫苗，针对 6、11、16、18 型的四价疫苗，以及针对 6、11、16、18、31、33、45、52、58 型的九价疫苗。

进口二价、四价、九价疫苗分别于 2006 年、2007 年和 2014 年在国外相继上市，以上三种疫苗分别于 2016 年、2017 年和 2018 年获得我国有关部门批准，在我国内地成功上市。两种国产二价疫苗分别于 2019 年和 2022 年获得国家药品监督管理局（NMPA）许可。截至 2022 年 12 月，全球已有 129 个国家和地区将 HPV 疫苗纳入国家免疫规划。

我国上市的 HPV 疫苗概况

来源	疫苗类型	表达体系	获批时间
进口	二价 （HPV16、HPV18）	昆虫细胞	2016 年
	四价 （HPV16、HPV18、 HPV6、HPV11）	酿酒酵母	2017 年
	九价 （HPV16、HPV18、HPV6、 HPV11、HPV31、HPV33、 HPV45、HPV52、HPV58）	酿酒酵母	2018 年
国产	二价 （HPV16、HPV18）	大肠杆菌	2019 年
	二价 （HPV16、HPV18）	毕赤酵母	2022 年

（二）HPV 疫苗的免疫原性、保护效力及效果

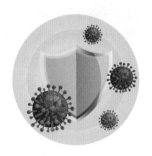

　　二价、四价和九价 HPV 疫苗均具有良好的免疫原性。疫苗免疫原性受到接种年龄、接种间隔、接种剂次及个体免疫功能的影响。尚未发现 HPV 疫苗与其他疫苗同时接种与分别接种的免疫原性有统计学差异。特殊人群如免疫功能低下人群在接种 HPV 疫苗后也可获得一定保护效果。

　　国内外针对二价、四价和九价三种 HPV 疫苗在预防疫苗相关基因型别引起的 HPV 相关疾病的临床试验中均显示出非常高的效力。由于从 HPV 感染到子宫颈癌的发生一般需要数十年的时间，因此需要长期追访数十年才能观察到疫苗上市后真实的预防癌症的效果，目前研究主要观察到 HPV 疫苗在预防 HPV 感染、HPV 感染导致的相关疾病和宫颈病变具有良好的效果。

2020 年瑞典的一项研究，通过追踪 2006 年到 2017 年间近 170 万名 10 ~ 30 岁女性信息发现，与未接种者相比，至少接种 1 剂四价 HPV 疫苗的女性子宫颈浸润癌发病率显著降低，且在 17 岁之前接种的女性获益更显著，子宫颈浸润癌发病率降低达 88%，该证据说明了 HPV 疫苗在预防子宫颈癌方面具有较高的保护效果。

总体来讲，预防性 HPV 疫苗有很好的耐受性及高度的免疫原性，能够诱导机体产生高的抗体滴度，可以有效降低 HPV 持续性感染和 HPV 相关疾病的发生。疫苗对那些从未感染过疫苗包含的 HPV 型别的女性，或者先前感染过随后清除病毒的女性有作用，但是对那些目前正感染疫苗包含的 HPV 型别的女性似乎无效。

（三）HPV 疫苗的安全性、不良反应和禁忌证

目前，上市的五种 HPV 疫苗都是使用 DNA 重组技术，由纯化的 L1 结构蛋白自组装形成 HPV 型别特异空壳，称为病毒样颗粒。疫苗不含有活生物制品或病毒 DNA，因此不具有传染性，它们也不包含抗生素或防腐剂。预防性 HPV 疫苗的不良反应与流感疫苗、乙肝疫苗等类似，大部分接种对象没有或仅有轻微的不良反应，严重的局部或全身性不良反应很少发生。常见的不良反应主要为接种部位的局部红肿、热痛。

截至 2022 年 4 月，全球范围内至少已使用 3 亿剂次 HPV 疫苗，大量监测数据证明了疫苗的长期安全性。WHO 全球疫苗安全顾问委员会（GACVS）根据美国、澳大利亚和日本 HPV 疫苗上市后的监测数据对 HPV 疫苗的安全性进行了定期审议，2017 年 5 月 WHO 更新的立场文件认为三种已经上市的二价、四价和九价 HPV 疫苗均具有良好的安全性和有效性。2021 年 WHO 官网发布，中国国产 HPV 疫苗也正式通过 WHO 预认证（pre-qualification，PQ），这是中国第一支拥有完全自主知识产权且获得国际认可的 HPV 疫苗。

（四）HPV 疫苗的目标人群和接种程序

1. 目标人群

WHO 在 2017 年 5 月更新的立场文件中明确了子宫颈癌及其他 HPV 相关疾病在全球公共卫生问题中的重要性，并再次建议应将 HPV 疫苗纳入国家免疫规划。因此提出，为预防子宫颈癌，建议将 9～14 岁未发生性生活的女性作为主要目标人群，15 岁及以上的女性和男性为次要目标人群。

由于性行为接触是 HPV 感染的主要途径，在未发生性生活的女性中接种 HPV 疫苗将获得最佳预防效果；但对已经发生性行为的妇女，研究结果表明接种 HPV 疫苗也有很好的保护作用，且无须在接种 HPV 疫苗前进行 HPV 检测以筛查是否感染 HPV。

社会经济发展水平是国家和地区将 HPV 疫苗纳入采纳一类或二类疫苗的重要因素之一，目前我国将 HPV 疫苗定为第二类疫苗，即由公民自费并且自愿接种。根据我国临床试验结果，国家药品监督管理局批准的二价和四价疫苗接种推荐年龄为 9～45 岁或 9～30 岁的女性，九价疫苗为 9～45 岁女性。

2. 接种程序

WHO 于 2017 年 5 月更新的立场文件中提出，推荐对 9～14 岁女孩或男孩采用 2 剂次接种，两剂之间间隔 6 个月。对首剂接种 < 15 岁、第 2 剂接种 ≥ 15 岁的情况仍然按照 2 剂次接种。建议 2 剂间隔不超过 12～15 个月，从而保证在性行为开始前快速完成接种。如果 2 剂之间间隔短于 5 个月，需要在首剂后至少 6 个月时给予第 3 剂。对 ≥ 15 岁者采用 3 剂次接种程序（第 0、1～2、6 个月）。对免疫抑制和 / 或 HIV 感染人群，不论是否正在接受抗逆转录病毒治疗，都应接种 3 剂次。

2022 年 4 月 4 月至 7 日的 WHO 免疫战略专家组（SAGE）会议，对 1 剂次 HPV 疫苗接种的证据进行了审议。得出结论：基于 2 年的随访证据，只接种 1 剂次 HPV 疫苗，可以产生和 2～3 剂次同样的免疫效果，有效预防由 HPV 感染引起的子宫颈癌，但该接种程序目前尚未获得我国国家药品监督管理局批准。

已上市的 HPV 疫苗接种适宜人群与接种程序一览表

药物通用名	双价人乳头瘤病毒疫苗（大肠杆菌）	双价人乳头瘤病毒疫苗（毕赤酵母）	双价人乳头瘤病毒疫苗	四价人乳头瘤病毒疫苗	九价人乳头瘤病毒疫苗
商品名	馨可宁	沃泽惠	希瑞适	佳达修	佳达修 9
价型	二价			四价	九价
接种人群	9～45 岁女性	9～30 岁女性	9～45 岁女性	9～45 岁女性	9～45 岁女性
接种程序	9～14 岁：2 剂次（0、6 个月）接种；15～45 岁：3 剂次（0、1、6 个月）接种	9～14 岁：2 剂次（0、6 个月）接种；15～30 岁：3 剂次（0、2、6 个月）接种	3 剂次（0、1、6 个月）接种	3 剂次（0、2、6 个月）接种	
接种部位	上臂三角肌，肌内注射				
生产厂家	厦门万泰沧海生物技术有限公司	玉溪泽润生物技术有限公司	葛兰素史克公司	默沙东公司	默沙东公司

注：具体操作详见说明书。

（五）接种机构

按照《疫苗流通和预防接种管理条例》要求，应到卫生健康部门指定的具有资质的接种单位接种 HPV 疫苗，具体接种单位可咨询当地疾病预防控制机构。

根据 WHO 建议以及国外推广 HPV 疫苗接种的成功经验，HPV 疫苗的接种主要包括依托于医院等卫生保健机构和医院以外的机构场所（如学校）两种途径，而更多地采用医疗保健机构和其他场所相结合的策略。

建议采用以学校为主、社区和医疗卫生机构为辅的 HPV 疫苗接种宣传动员策略，尽可能多地覆盖在校生和校外适龄女性。在知情同意的前提下由有资质的接种单位提供 HPV 疫苗接种服务。

（六）HPV 疫苗接种中的社会动员及公众沟通

公众的理解和支持是开展 HPV 疫苗接种工作的基础。在 HPV 疫苗接种前应通过社会动员和公众沟通获得目标人群以及适龄女孩监护人的理解、信任与支持，并需教育公众对 HPV 疫苗接种形成科学、理性的认识。同时，通过沟通教育和信息交流，帮助公众缓解和消除其对疫苗安全性的顾虑。

在进行社会动员和公众沟通时，有以下方式可供选择：

◇新闻、网络、报纸等媒体方式，适用于大规模的人群知识普及。

◇举办知识讲座、讲堂或宣传活动。

◇发放宣传手册、张贴宣传画报等，简单易行。

◇新媒体如 QQ、微信、微博、短视频平台等，信息趣味性强，符合公众获取信息新趋势。

◇建立信息咨询服务中心或一对一沟通的方式，有利于系统而全面地传播知识，而且可以根据个人需求进行重点讲解。

另外，社会动员和公众沟通的主要对象是全体大众，同时也要重点做好预防接种相关工作人员的动员及沟通工作，包括医务人员及政府部门人员等。

二、二级预防

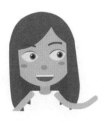

☑ 早筛查

☑ 早发现

☑ 早治疗

子宫颈癌的二级预防是对适龄女性进行子宫颈癌筛查，特别是对无症状、有患子宫颈癌风险的女性进行筛查，并对筛查出的子宫颈癌前病变进行早期诊治和随访。子宫颈癌筛查的目的是早期发现、早期诊断和早期治疗癌前病变及早期子宫颈癌。

目前，已知从 HPV 感染到发展为子宫颈癌前病变，再进展到子宫颈癌需要 5~10 年甚至更长的时间。尽管目前尚缺乏有效治疗 HPV 感染的方法，但在此期间女性只要坚持定期接受子宫颈癌筛查，就可以在发生癌前病变时及时进行治疗，阻断病情向子宫颈癌的发展。

筛查可以通过细胞学和 / 或 HPV 检测、阴道镜检查、组织病理学活检的"三阶梯筛查"，做到早发现、早诊断子宫颈癌前病变。积极治疗子宫颈癌前病变，根据不同级别采用不同的治疗方法，可以使用激光、冷冻、子宫颈环切电切术、冷刀锥切等物理和传统治疗措施，以阻断子宫颈癌前病变的发生和进展。

（一）子宫颈癌的三阶梯筛查

为了规范筛查、诊治、管理子宫颈癌前期病变，做好早诊早治，阻断子宫颈癌的发生，子宫颈癌筛查制定了"三阶梯筛查"标准诊疗程序，包括子宫颈细胞学检查和高危型 HPV 检测、阴道镜检查和组织病理学检查。

1. 第一阶梯

第一阶梯是指三阶梯中的初级筛查技术，目前推荐的子宫颈癌初筛方法主要包括宫颈细胞学检查和 HPV 检测，在缺乏医疗资源的地区，也可以采用醋酸染色肉眼观察（Visual inspection with acetic acid，VIA）的方法。

细胞学检查：在妇科检查时，从子宫颈表面取子宫颈脱落细胞，制片后在显微镜下检查，如果结果异常，表明可能存在子宫颈癌前病变，需要进一步检查。

HPV 检测：在妇科检查时，从子宫颈取病变组织和局部组织的黏液以及分泌物，然后应用分子生物学的方法，对高危型 HPV 进行检测，如果阳性，则需要进一步检查，确定是否存在癌前病变。

VIA：由妇科医生使用蘸有 3%～5% 醋酸的棉签在妇女子宫颈上涂抹染色，然后肉眼观察病变的范围及严重程度。但因 VIA 存在主观性较强，准确性难以保障的瓶颈问题，因此不再被国内外指南推荐用于子宫颈癌初筛，主要用于 HPV 检测作为初筛且不具备细胞学分流条件时，可备选的分流方法。

2. 第二阶梯

阴道镜检查。对第一阶梯发现的筛查结果异常，符合阴道镜检查指征者，包括细胞学结果异常、HPV16 或 18 型阳性或间隔 12 个月复查 HPV 持续阳性者、VIA 阳性等，均需要通过阴道镜进一步检查。阴道镜是一个观察子宫颈的放大镜设备，就像是医生的"火眼金睛"，可以清楚地观察到子宫颈表面的异常变化，并在阴道镜指引下，在子宫颈异常部位取活体组织，并送病理学检查。

3. 第三阶梯

组织病理学检查。临床医生在第二阶梯中阴道镜下取到有问题的子宫颈局部组织，送往病理科，在显微镜下对病理切片做出明确的组织病理学诊断，即对子宫颈病变做出明确的诊断。临床医生将参考病理诊断结果，决定采用的治疗方法。

（二）子宫颈癌筛查的起止年龄和间隔时间

根据 2017 年我国子宫颈癌综合防控指南推荐，25～64岁女性进行细胞学检查，每 3 年重复筛查；30～64 岁女性可进行细胞学检查、高危型 HPV 检测、HPV 和细胞学联合筛查，每 3～5 年重复筛查，详见下表。

我国推荐的子宫颈癌筛查和管理方案

年龄	推荐筛查方案	筛查结果的管理
＜ 25 岁	不筛查	——

续表

年龄	推荐筛查方案	筛查结果的管理
25～29岁	细胞学检查	1. 细胞学阴性，每3年重复筛查 2. 细胞学ASC-US （1）首选HPV检测分流，若HPV阳性，阴道镜检查；HPV阴性，3年重复筛查 （2）12个月复查细胞学 （3）无随访条件，阴道镜检查 3. 细胞学＞ASC-US，阴道镜检查
30～64岁	HR-HPV检测	1. HPV阴性，每3～5年重复筛查 2. HPV阳性 （1）基因分型检测分流 HPV16/18阴性，其他高危型阳性+细胞学阴性：12个月复查； 细胞学≥ASC-US行阴道镜检查； HPVI6/18阳性：阴道镜检查 （2）细胞学分流 细胞学阴性：12个月复查 ≥ASC-US：阴道镜检查 （3）行VIA检测分流 VIA阴性：12个月复查 VIA阳性：阴道镜检查
	细胞学检查	1. 细胞学阴性，每3年重复筛查 2. 细胞学ASC-US （1）首选HPV检测分流，若HPV阳性，阴道镜检查；HPV阴性，3年重复筛查 （2）12个月复查细胞学 （3）无随访条件，阴道镜检查 3. 细胞学＞ASC-US，阴道镜检查

年龄	推荐筛查方案	筛查结果的管理
30 ~ 64 岁	HPV 和细胞学联合筛查	1. HPV 和细胞学均为阴性，每 5 年重复筛查 2. HPV 阳性，细胞学阴性 HPV 16/18 阳性，阴道镜检查；其余高危型阳性，12 个月复查 3. 细胞学和 HPV 均阳性 阴道镜检查 4. 细胞学阳性，HPV 阴性 （1）细胞学 ASC-US：3 年复查细胞学 + HPV 检测 （2）细胞学 ≥ LSIL，阴道镜检查
≥ 65 岁		若过去 10 年筛查结果阴性（连续 3 次细胞学检测阴性或 2 次联合筛查阴性），无 CIN 病史，终止筛查

（三）筛查前的注意事项

筛查的质量直接关系到最后的诊断，决定是否能根据诊断做出正确的治疗。为了保证筛查的质量，在筛查前需要注意以下几点。

筛查应避开月经期，最好是在月经结束 3 ~ 7 天后做，主要是为了防止血液、黏液的干扰，保证取到尽可能多的子宫颈脱落细胞；在筛查前两天禁止性生活，避免由男性精液造成的误诊；在筛查前一天不要冲洗阴道，不能使用阴道用药，以免影响子宫颈脱落细胞的取材；妇科内诊要等取完子宫颈脱落细胞后再做；患者若患有妇科炎症，如阴道炎，需要治疗急性炎症后再进行筛查，以免检查结果不准确。

（四）不推荐进行筛查的情况

子宫颈癌筛查虽然可以在早期发现病变，但在以下情况不建议进行子宫颈癌筛查：25 岁以下女性不建议进行常规的子宫颈癌筛查，但如果发现身体异常，应及时到医院就诊检查；对于已行全子宫切除，且既往没有 CIN 病史的女性，不需要进行常规的子宫颈癌筛查；对于既往筛查充分阴性且没有 CIN 病史的女性，65 岁及以后应停止各种形式的筛查。

所谓既往筛查结果充分阴性被定义为：在过去 10 年间，连续 3 次细胞学阴性，或 2 次联合筛查（HPV 检测和细胞学检查）阴性。

三、三级预防

子宫颈癌的三级预防就是治疗已明确诊断的癌前病变和子宫颈癌。

对确诊的子宫颈癌应尽早进行治疗，以指南为依据，根据不同分期采取手术、放疗、化疗、同步放化疗等手段进行个体化治疗。

对于早期子宫颈癌，只要发现及时、积极治疗，5 年生存率可以达到较好的效果。

对于中晚期子宫颈癌应遵照指南，合理运用综合治疗措施，也可以提高治愈率，减少治疗并发症，提高生存质量。

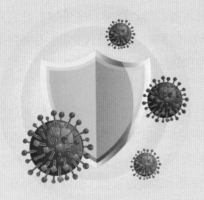

第三讲　子宫颈癌预防相关知识问答

多大年龄的女性易感染 HPV？

男性是否会感染 HPV？

HPV 感染者能否怀孕？

接种 HPV 疫苗会导致 HPV 感染吗？

子宫颈癌的三阶梯筛查你了解吗？

宫颈糜烂会发展为子宫颈癌吗？

远离子宫颈癌，做自己健康的第一责任人！

1. HPV 感染是否属于性传播疾病

HPV 感染不属于性传播疾病。但需明确生殖系统的 HPV 感染大部分是通过性行为传播的，且主要病变发生在外生殖器部位，只有少部分发生在其他部位。

HPV 感染不同于传统观念的性病。传统观念的性病包括梅毒、淋病、软下疳、性病性淋巴肉芽肿和腹股沟肉芽肿 5 种，是仅通过性行为传染的疾病。1975 年，WHO 把性病的范围（上述 5 种疾病）扩展到各种通过性接触、类似性行为及间接接触传播的疾病，统称为性传播疾病。

目前性传播疾病的涵盖范围已扩展至包括最少 50 种致病微生物感染所致的疾病，其中包括传统的 5 种性病及非淋菌性尿道炎、尖锐湿疣、生殖器疱疹、艾滋病、细菌性阴道病、外阴阴道念珠菌病、阴道毛滴虫病、疥疮、阴虱和乙型肝炎等。我国目前要求重点防治的性传播疾病是梅毒、淋病、生殖道沙眼衣原体感染、尖锐湿疣、生殖器疱疹及艾滋病。

2. 多大年龄的女性易感染 HPV

有性生活的女性都可能感染 HPV，其中性活跃的年轻女性更容易感染 HPV。

经统计，HPV 感染呈现两个高峰，第一个感染的高峰年龄在 17～24 岁，可能与越来越多年轻人的性观念改变有关，容易接受婚前性生活或者多个性伴侣的生活方式。大部分年轻女性为一过性感染，很少进展为癌前病变及子宫颈癌。

40 岁以后妇女 HPV 感染率再次出现上升趋势，从而出现第二个感染高峰。高龄女性虽然性生活相对减少，但是由于其激素水平变化等引起免疫功能衰退，导致 HPV 易感性增加及免疫清除能力下降。因此，由 HPV 感染所致的癌前病变及子宫颈癌的发生率明显高于年轻女性。

3. 感染哪种 HPV 型别最容易引起子宫颈癌

高危型 HPV 的持续感染可引起子宫颈癌的发生。

常见的高危型包括 HPV16、18、31、33、35、39、45、51、52、56、58、59、66、68，在 90% 以上的子宫颈癌标本中可以检测到高危型 HPV。

但是，并不是所有的高危型 HPV 感染都进展为子宫颈癌，发展到癌只是一个偶然事件，可能还与其他性传播疾病、多产、吸烟、长期使用避孕药和免疫抑制等多因素的协同作用有关。

4. HPV 感染能否被清除

HPV 感染在人群中非常普遍，至少 80% 女性在一生中感染过一次 HPV，其中 90% 以上 HPV 感染可在最初感染的 2 年内通过自身免疫清除。30 岁以下女性，HPV 感染通常是一过性的，可以依靠自身免疫力清除。

目前，尽管一些药物可以通过抗炎或提高免疫力间接促进HPV的清除，但全球尚无特效药可以治疗HPV感染。我们进行子宫颈癌筛查的目的不仅是发现HPV阳性者，而且是筛查出子宫颈癌前病变。所以，接受健康检查或在妇产科就诊检查发现HPV阳性的女性，若无细胞学及组织学异常，可不必太过担心。除了HPV16和18型感染者需要进行阴道镜检查外，其他类型的HPV感染者定期复查。另外，通过调整生活作息、保证良好的睡眠及营养、锻炼身体等措施可以提高机体免疫力。

5. HPV感染是否一定会得子宫颈癌

高危型HPV检测阳性者相比阴性者患子宫颈癌的风险更大，但HPV阳性并不代表一定会发生子宫颈癌。

大多数人（尤其是年轻人）HPV感染是短时间存在，一般为6个月至2年。90%以上HPV感染在最初感染的2年内会通过自身免疫清除，但还有约10%女性高危型HPV持续阳性，这些持续高危型HPV感染的女性，经过5～10年甚至更长的时间，从HPV感染逐渐发展，由子宫颈低级别鳞状上皮内病变（LSIL/CIN1）到子宫颈高级别鳞状上皮内病变（HSIL/CIN2-3）。

正常子宫颈在高危型HPV持续性感染状态下，经历癌前病变阶段，最终发生子宫颈浸润癌。在我国引起子宫颈癌的HPV高危亚型主要有HPV16、18、58、52、33，其中，约80%的子宫颈癌与HPV16、18亚型感染有关。高危型HPV

还可以引起生殖道癌，其中 99% 以上的子宫颈癌都与高危型 HPV 感染有关，90% 的肛门癌，40% 的外阴、阴道及阴茎癌，12% 的口咽癌及 3% 的口腔癌症也与高危型 HPV 感染有关。

6. HPV 能否通过母婴传播

母婴传播，垂直传播也称围生期传播，指围生期病原体通过胎盘、产道或哺乳由母亲传播给予代的方式，根据 HPV 传播的时期，垂直传播分为三类：受精前后、产前（妊娠期间）、围产期（出生时及出生后）。

HPV 一般不能通过母婴垂直传播感染婴儿，但在生产过程中有可能通过产道感染新生儿。大多数新生儿 HPV 感染都是短暂的，最严重的后果是小儿出现复发性呼吸道乳头状瘤，但较为罕见，其在美国的发病率是（1.7～4.3）/10 万。

7. HPV 感染会导致尖锐湿疣吗

生殖道湿疣是良性疾病，也属于性传播疾病，又称尖锐湿疣。尖锐湿疣与低危型 HPV 感染有关，如 HPV6、11、40、43、44、54、61、70、72、81、89 均可以引起尖锐湿疣。引起尖锐湿疣最主要的低危型 HPV 是 HPV6、11 型，90% 的尖锐湿疣与这两种亚型感染相关。这些由低危型 HPV 感染引起的病变多能自行消退，也可以通过物理和药物方法治疗局部病灶。

目前认为，无论是尖锐湿疣还是皮肤疣，HPV 主要通过接触的方式传染，尤其是有轻微破损的皮肤黏膜容易被感染。生殖器尖锐湿疣主要通过性行为传播。

8. HPV 病毒载量越大是否得子宫颈癌风险越大

目前关于病毒载量对于子宫颈病变程度影响的研究尚存争议。部分研究结果提示，中 / 高 HPV 载量可能加速子宫颈癌前病变的发生发展，可以在一定程度上作为 HPV 阳性妇女的风险分层的分子生物学指标，但 HPV 阳性病毒载量与检测时间点相关，在一过性感染期间 HPV 病毒载量与子宫颈癌发病风险相关性较小，但若在持续性感染期间病毒载量与发病风险关联性较大。

9. HPV 感染者能否怀孕

理论上 HPV 感染并不影响受孕，妊娠期 HPV 感染对妊娠分娩方式没有影响，对产妇产后并发症及新生儿不良结局也无十分显著的影响。但需注意，若产妇 HPV 感染严重，如处于病毒持续感染期，则有可能增加 HPV 经产道感染新生儿的风险，此时可考虑采取剖宫产的方式。

HPV 感染不是妊娠的禁忌证，但对于育龄期女性在备孕期间和妊娠期间，如果未定期做过子宫颈癌筛查，应该进行筛查，对于已妊娠并且发现 HPV 感染的妇女，不必太过于紧张，应进行孕期的定期随访，必要时进行阴道镜检查。妊娠期的筛查目的主要是看有无子宫颈癌。

如果发现癌前病变，即使是高级别病变，也很少在孕期发展成为子宫颈癌，而且一些病变在产后可以恢复正常，所以孕期发现无论是高级别或低级别子宫颈病变均不用治疗，可以延迟至产后再复查或治疗。

妊娠期母体盆腔充血、生殖系统血供丰富、阴道分泌物增加，加上特殊的免疫状态，较非妊娠期容易感染 HPV。但妊娠期发现 HPV 阳性，甚至发现癌前病变，均不是终止妊娠的手术指征。

另外，一些妊娠期的子宫颈鳞状上皮低级别或高级别病变，在产后可以逆转，一般不影响妊娠和生产的结局。

10. 目前是否有针对 HPV 感染的治疗方法

目前全球尚无有效的特异性的抗 HPV 药物，治疗性 HPV 疫苗还在研制中。需要强调的是 HPV 阳性仅表示 HPV 感染状态，并不是疾病。

当 HPV 检测阳性，细胞学检测阴性时，并不能说明一定存在病灶，可能只是 HPV 感染状态。国内外不推荐对 HPV 一过性感染状态进行治疗。如果 6~8 个月以上同一型别高危型 HPV 检测阳性，则需要定期复查，必要时进行阴道镜检查。

作为安慰剂或者辅助用药，目前国内临床采用具有广谱抗病毒、抗细胞增殖等多种生物活性蛋白或以益气扶正、清热解毒祛湿的中成药等局部治疗，目前尚未获得相关部门批准，均不是特异性的抗 HPV 疗法。

11. 男性是否会感染 HPV

男性会感染 HPV。

近年来，随着健康教育的普及和深入，越来越多的人重视了高危型 HPV 持续感染引发的女性子宫颈癌。但随之也造成了一些误解，不少人以为 HPV 感染只可能引起子宫颈癌，或是只有女性才可能被 HPV 感染。

其实不然，过去三四十年间从流行病学调查到临床研究均显示，HPV 感染所致的恶性肿瘤绝不仅仅局限于子宫颈癌，还可以引起女性阴道癌、外阴癌、肛门癌和肛周癌。同时，男性也会感染 HPV，引起外生殖器湿疣以及阴茎癌、肛周癌和肛门癌。

有研究发现，在美国 18～59 岁的男性中，男性总体生殖器 HPV 感染率高达 45.2%，而多种高危 HPV 亚型同时感染率（也称多重感染）达 25.1%，尤其是在性生活活跃且无保护性措施的男性中，HPV 感染比例会更高。相关文献报道，可导致肿瘤生长的高危型 HPV 感染率与异性性伴侣数，以及同性性伴侣数均呈正相关。

已经证实，HPV（包括高危型和低危型）不仅存在于外生殖器及肛门周围，甚至在尿道、输精管、附睾、睾丸及精液中均可以检测到。HIV 阳性患者的 HPV 感染率明显高于 HIV 阴性人群。另外，有口交者也可以见到口咽部和头颈部癌。

12. HPV 感染能否过性生活

HPV 感染能过性生活，但需要注意卫生，同房前后要清洗外阴，每次性生活使用新的避孕套，从而减少感染。

虽然禁止性生活能减少大部分 HPV 感染，但这不切合实际。由于大多数男性的 HPV 感染无明显症状，以亚临床感染为主，所以性生活卫生及性生活中男性采取避孕套措施防止 HPV 传播尤为重要。

尽管有研究表明，男用避孕套不能把所有的外阴 HPV 易感区域都遮盖，避孕套不能完全消除 HPV 感染的风险，但是在阴道、肛门或口腔性交过程中一直使用避孕套可以减少 HPV 感染或传播给性伴侣的概率。

有学者对比了 HPV 阳性者和 HPV 阴性者的性器官清洗率和避孕套使用率，前者是明显低于后者的，所以注意性生活的卫生和正确使用避孕套是有益于预防 HPV 感染的。

13. 使用避孕套能否完全预防 HPV 感染

目前，全球许多研究结论显示，使用避孕套可以降低由 HPV 感染所致的生殖道癌症和生殖器病变的风险，但关于避孕套对于 HPV 的屏障作用各学者观点不一。由于 HPV 的易感部位除避孕套覆盖的区域外还包括阴囊、肛周等部位，发生在这些部位的 HPV 感染，避孕套将无法起到保护作用，所以避孕套并不能完全消除 HPV 感染的风险。

另外有研究认为，HPV 为双链 DNA 病毒，球形病毒直径 52～55 纳米，比普通避孕套乳胶分子之间的天然裂隙要小，所以使用避孕套虽然有效但却不能完全预防 HPV 感染。

虽然目前关于避孕套对 HPV 的屏障作用的观点不一，但是使用避孕套和减少性伴侣数是目前公认的预防性接触所致 HPV 感染最有效的方式。

14. HPV 疫苗如何抵抗 HPV 感染

疫苗接种后，刺激人体产生抗体，抗体中和入侵的 HPV，阻止 HPV 的感染。这是因为 HPV 疫苗中含有一种与真正的 HPV 外形、表面结构基本相同的类病毒颗粒，这类病毒颗粒的外面也有 72 个壳微粒构成的 20 面体，因此，保留了 HPV L1 蛋白的免疫原性，可以作为一种抗原，当 HPV 疫苗注射到人体后，就会刺激人体产生免疫反应，诱发机体产生针对不同 HPV 型别的免疫球蛋白（IgG），我们称这种免疫球蛋白是保护性中和抗体，这种高滴度的抗体存在于人的血液之中，可透过血管壁，在局部上皮组织中（例如子宫颈和阴道）达到较高的浓度。

这种位于人表皮和黏膜鳞状上皮中的抗体持续、低剂量地分泌到周围微环境中，当真正的 HPV 出现时，这种针对相应型别的抗体就像一个"斗士"，立即与其病毒 L1 表位结合，发挥中和作用，将 HPV 清除，阻止了 HPV 入侵机体，从而预防相应型别的 HPV 的感染。

15. 接种 HPV 疫苗会导致 HPV 感染吗

接种 HPV 疫苗不会导致感染 HPV。

这是因为 HPV 疫苗的制备是采用基因重组技术制成的外观类似 HPV 的衣壳蛋白 L1，它不含有真正 HPV 的致病物质——病毒 DNA。因此，HPV 疫苗没有致病性，换一句话说，就是不会因为注射了 HPV 疫苗而出现 HPV 感染。

16. 二价、四价和九价 HPV 疫苗应该如何选择

在全球子宫颈癌发病人群中，约 70% 检出 HPV16、18 阳性。我国子宫颈癌相关流行病学显示，在子宫颈鳞癌中，HPV16/18 阳性者约占 84.5%。二价疫苗主要针对 HPV16、18，四价和九价疫苗也含有 HPV16、18，这三种疫苗都可以预防 HPV16、18 感染引起的子宫颈癌，同时对其他型别 HPV 感染导致的子宫颈癌有一定的预防作用。不同的是，四价疫苗

还可以预防 HPV6、11 型感染，90% 的外生殖器疣是由这两种 HPV 亚型引起的；九价疫苗在此基础上还可以预防 HPV31、33、45、52、58 型感染。因此建议接种人群综合考虑自身预防疾病的需求、经济状况及疫苗可及性进行选择。

17. 什么年龄的女性群体最适合接种 HPV 疫苗

2017 年 WHO 首要推荐为 9～14 岁女孩，次要推荐为 ≥ 15 岁女性进行预防性 HPV 疫苗的免疫接种。

由于性行为是 HPV 感染的重要危险因素，在没有性生活的女性中接种预防性 HPV 疫苗将产生最佳预防效果。考虑到我国的文化传统和具体国情，如果实施国家免疫计划，我国专家建议 13～15 岁女孩作为预防性 HPV 疫苗免疫接种的首选目标人群。

18. 有性生活后还可以接种 HPV 疫苗吗

已经发生性行为的妇女，接种预防性 HPV 疫苗产生的保护作用可能会有所下降。但临床研究资料表明，即使已有性生活的女性，注射疫苗也有很好的保护效果，但是效果没有第一次性行为之前接种 HPV 疫苗效果好。

19. 月经期间是否可接种 HPV 疫苗

已在我国批准使用的各种 HPV 疫苗，在说明书均未提出月经期不能接种疫苗。

尽管如此，因为接种疫苗后，无论在注射部位局部或全身均会有轻或中度不良反应，个别可能还会出现较严重不良反应。局部的不良反应主要是注射部位的红、肿、热、痛，一般5天内消失；全身的不良反应主要有发热、疲劳、疼痛等。

另一方面，绝大多数女性在月经期均会有不同程度的不适感，如下腹不适、疲倦、嗜睡，一般2周内消失。因此，在月经期接种疫苗引起的不适，难以分清是月经期反应，还是疫苗接种后的反应。

为了避免接种者把由月经引起不适而怀疑为接种疫苗的不良反应，专家们建议月经期不接种疫苗。当然，如果接种了疫苗后马上来月经，也不必紧张，大多数情况下，不会造成不良反应，必要时，可及时就医。

20. 哺乳期妇女可以接种 HPV 疫苗吗

不推荐哺乳期女性接种 HPV 疫苗。

二价 HPV 疫苗非临床研究中的血清学数据表明，大鼠哺乳期间 HPV-16 和 HPV-18 的抗体可通过乳汁分泌。在临床试验中，尚未观察本品诱导的抗体经母乳分泌情况。四价 HPV 疫苗在临床试验中，也尚未观察本品诱导的抗体经母乳分泌情况，但由于许多药物可经母乳分泌，哺乳期妇女应慎用。

21. 免疫力低下者是否可以接种 HPV 疫苗

免疫力低并不是接种 HPV 疫苗的禁忌证，但免疫力低下者患 HPV 感染相关疾病风险更高。

例如，通常 HIV 阳性者 HPV 感染风险高于 HIV 阴性人群，因此，HIV 阳性者也可以从 HPV 疫苗接种中获益。但有可能因为免疫应答功能低下导致接种效果不佳。目前免疫接种咨询委员会（ACIP）建议特殊人群接种 HPV 疫苗，包括与同性有性关系的男子、因器官移植而免疫功能低下的人、吸毒或感染 HIV 和有被性侵犯史的儿童。

22. 子宫颈癌前病变治疗后可以接种 HPV 疫苗吗

接受癌前病变治疗后仍可以接种 HPV 疫苗，在 CIN2、CIN3 治疗后，接种 HPV 疫苗也有一定效果。

CIN2、CIN3 的患者虽然可以治愈，但仍存在再次发生 CIN2、CIN3 的危险性，甚至存在患子宫颈癌的风险。所以临床规定，在 CIN2、CIN3 手术治疗后，还需要进行随访和密切观察。

根据韩国和日本开展的相关研究显示，将治疗后接种疫苗与经治疗而未接种疫苗患者进行对照，平均随访约 2 年，复查结果发现，CIN1 及以上病变发病下降 47%，CIN2 及以上病变发病下降 65%。与 HPV6、11、16、18 型相关的 CIN1 及以上病变的发病下降 74%；与 HPV6、11、16、18 型相关的 CIN2 及以上的癌前病变的发病下降 61%。

这些研究提示，由 HPV6、11、16、18 型引起的子宫颈癌前病变和其他生殖道癌前病变（外阴癌前病变、阴道癌前病变）治愈后，进行 HPV 疫苗接种可以减少这些部位癌前病变的复发率。尤其对于那些没有感染过 HPV6、11、16、18 型的女性，接种疫苗还是有预防效果的。但仅是对少量病例进行的观察报道，其有效性还需要再扩大病例观察数量。

23. HPV 疫苗可以与其他疫苗同时接种吗

2017 年 WHO 立场文献中提到，根据疫苗厂商提供的资料，疫苗可以与其他含有白喉、破伤风和无细胞百日咳成分以及含或不含灭活脊髓灰质炎疫苗的常规疫苗同时接种，其抗体应答不会对任一疫苗的任何成分构成具有临床意义的干扰。二价 HPV 疫苗可同时与甲型肝炎（灭活）与乙型肝炎联合疫苗同时接种，二价和四价 HPV 疫苗可与乙型肝炎疫苗同时接种。目前尚无九价 HPV 疫苗与乙型肝炎疫苗同时接种的产品信息。如果 HPV 疫苗与另一以注射方式接种的疫苗同时接种，则应选择不同的接种部位。

24. 接种 HPV 疫苗后多长时间可以怀孕

根据疫苗说明书要求，多数 HPV 疫苗接种程序为三剂次，一般在 6 个月内完成，2014 年免疫接种咨询委员会（ACIP）建议在完成最后一针 HPV 疫苗接种 2 个月以上怀孕。我国尚无这方面的资料，中国专家推荐 HPV 疫苗三剂次接种后 3 个月怀孕。

25. 接种 HPV 疫苗前需要进行 HPV 检测吗

接种 HPV 疫苗前不需要进行 HPV 检测。研究资料表明，HPV 疫苗并不是只对从未感染过 HPV 的女性有效，即使该女性曾被检查出 HPV 阳性，接种 HPV 疫苗也是有效的，在国外开展的四价疫苗临床试验的亚组分析中显示，该疫苗对于16～26 岁女性，可达到 100% 的预防效果；对于 24～45 岁女性也有 66% 的预防效果。

另外，即使感染其中一种 HPV 型别，接种疫苗后，对预防其他未感染的 HPV 型别还有预防效果。所以 WHO 提出女性无论是否感染 HPV，都有可能从接种疫苗中获益。因此，没有必要在接种疫苗前检测 HPV。

在此要强调，如果在常规进行子宫颈癌筛查中发现 HPV阳性，应按照子宫颈癌筛查要求接受进一步检查，如细胞学检查或阴道镜检查。不能因为接种疫苗，而拒绝或忽略对筛查结果异常后的进一步检查。

WHO 2017 年立场文件提出"不推荐在接种疫苗前进行HPV 或 HIV 检测，因为 HPV 感染或既往有 HPV 感染者也可从中受益"。2017 年美国妇产科医师协会（ACOG）也提出"不建议在接种疫苗前进行 HPV DNA 检测。但仍建议已开展 HPV DNA 检测且结果为阳性的患者接种 HPV 疫苗，同时仍建议曾有宫颈脱落细胞涂片结果异常或生殖器疣病史的患者接种 HPV 疫苗"。

26. 接种 HPV 疫苗后还需要定期接受筛查吗

即使接种 HPV 疫苗，也需要定期接受筛查，原因主要为子宫颈癌的发生与高危型 HPV 的持续感染相关。因为目前在全球范围内已上市的 HPV 疫苗没有一种能覆盖全部致癌型别，所以 HPV 疫苗不能完全预防全部子宫颈癌的发生。

WHO 以及美国和欧洲都提出，25～64 岁有性生活的女性即使接种过预防性 HPV 疫苗，仍需要定期接受子宫颈癌筛查。

27. 没有任何不适，也要进行筛查吗

感染 HPV 后常常不会出现任何不适症状，可以在人体内潜伏多年。HPV 感染引起的子宫颈细胞变化但尚未突破基底膜侵犯到上皮膜以下的这段时间称为癌前病变，该过程可持续 10～20 年，这期间大多数女性不会有任何症状。针对癌前病变的治疗相对简单、有效，而晚期子宫颈癌则较难治疗。因此，即便没有不适，也应该每 3～5 年进行一次筛查。

28. 子宫颈癌的筛查过程会疼痛吗

宫颈筛查将从宫颈上取一些脱落的细胞，而由于宫颈本身没有神经纤维，因此受检者一般不会感觉到疼痛。取材过程由于经阴道口，因此打开窥器的过程可能有轻微的不适。此外，采样过程中涉及刮取宫颈细胞，也会有轻微不适感。

29. 子宫颈癌筛查结果异常意味着什么

子宫颈癌筛查结束后，子宫颈细胞学结果 ASC-US 及以上、HPV16 或 18 型阳性或间隔 12 个月复查 HPV 持续阳性、VIA 结果异常定义为筛查异常。异常的筛查结果并不代表确诊子宫颈癌，只提示被检查者有患子宫颈癌前病变或子宫颈癌的风险，需要进一步检查以明确诊断和治疗。结果异常的检查者下一步需要进行阴道镜检查，阴道镜下如果发现异常变化，再取组织进行活检，根据组织学结果进行更加精确的病理判断。

30. 子宫颈癌筛查结果正常意味着什么

子宫颈筛查结果正常意味着当前检测方法下并没有检测出子宫颈癌前病变或者子宫颈癌。这时，检查者只需按照筛查方法相应的筛查间隔，如期进行下次筛查即可。值得注意的是，任何筛查都具有一定漏诊率，并且随着年龄增长，原本筛查结果正常的人群也可能发生子宫颈癌前病变甚至子宫颈癌，所以应该按照筛查流程，定期筛查，而不是期望一劳永逸。

筛查方法	灵敏度 /%	漏诊率/%	特异度 /%	筛查结果	筛查间隔
细胞学检查	87.2	13.8	93.5	参考 TBS 分级	若结果正常，每3年重复筛查
HPV 检测	95.2	4.8	85.9	阴性 / 阳性	若结果正常，每3～5年重复筛查
HPV 联合细胞学检查	98.7	1.3	73.1	细胞学阴性 / HPV 阴性 细胞学阳性 / HPV 阴性 细胞学阴性 / HPV 阳性 细胞学阳性 / HPV 阳性	若结果正常，每5年重复筛查

31. 宫颈糜烂会发展为子宫颈癌吗

宫颈柱状上皮异位是指因雌激素的作用，宫颈管内口柱状上皮外移至宫颈管外口，是一种常见的生理现象。由于柱状上皮菲薄，其下间质透出，呈红色，肉眼看似糜烂，故过去多称为"宫颈糜烂"，但并非病理学上所指的上皮脱落、溃疡的真性糜烂，不需要特殊处理。然而，大部分的子宫颈癌或癌前病变表现为宫颈糜烂样外观，需要引起重视，定期筛查。

32. 为什么癌前病变患者经过治疗后还需要定期随访

癌前病变的患者经过治疗，也存在复发和进展的风险，CIN2＋患者治疗后 3～5 年内复发率为 10% 左右，而 CIN3＋患者则达到 15%～20%，复发与手术切缘的残留病灶、高危 HPV 持续感染存在关联。因此，治疗后的患者需要遵医嘱定期随访复查，以了解病情的控制程度，必要时需再一次采取治疗措施。